ÉTUDE

SUR

LA FIÈVRE URÉTHRALE

ET SUR

L'URÉTHROTOMIE

ÉTUDE

SUR LA

FIÈVRE URÉTHRALE

ET SUR

L'URÉTHROTOMIE.

A propos du dernier ouvrage de M. Reliquet, intitulé :
Traité des opérations des voies urinaires.

PAR

FÉLIX BRON,

Ancien chef de clinique chirurgicale, lauréat de l'École de médecine,
Membre de la Société de médecine et de la Société des sciences médicales de Lyon,
Membre correspondant des Sociétés de Montpellier, Bordeaux, etc.,
Chevalier de l'Éperon-d'Or.

LYON
IMPRIMERIE D'AIMÉ VINGTRINIER,
Rue Belle-Cordière, 14.

1872.

DE LA

FIÈVRE URÉTHRALE

La fièvre uréthrale est assurément une des questions les plus intéressantes pour le patricien qui s'occupe des maladies des voies urinaires. Cela explique le nombre et la divergence des opinions qui se sont produites sur sa nature et sa pathogénie. M. Reliquet s'en est occupé avec beaucoup d'autorité, et le chapitre qu'il lui consacre est un des plus importants de son ouvrage.

La fièvre uréthrale, pour lui, est un accident infectieux; aussi la caractérise-t-il de suite en l'appelant *Intoxication urineuse.*

« Dans toutes les opérations sur les voies urinaires, dit-il, on produit une lésion des parois, depuis l'érosion épithéliale (cathétérisme) jusqu'à la véritable plaie (uréthrotomie, taille). On amène ainsi un changement subit dans le rapport existant entre le contenu, l'urine, et les parois de la cavité contenante, partant avec l'organisme.

L'intoxication urineuse est la conséquence de ces lésions, d'après M. Reliquet, et elle a lieu toutes les fois que l'épithélium, dont le rôle est exclusivement protecteur, est détruit.

La fonction de l'épithélium de la vessie et de l'urèthre doit donc être prise en considération, non-seulement dans les maladies des organes urinaires, mais encore dans les moyens thérapeutiques chirurgicaux ou médicaux mis en usage. D'où cette conclusion : qu'il faut toujours, si on ne respecte pas l'épithélium, remédier immédiatement à sa chute.

L'intoxication urineuse est aiguë ou chronique. Elle est chronique dans les affections anciennes des voies urinaires. Elle est, dans ces cas, souvent indépendante du cathétérisme et reconnaît pour cause l'altération de la muqueuse par la stagnation de l'urine dont la décomposition des principes solides entraîne la desquamation épithéliale.

Elle est aiguë, au contraire, dans les cas de plaie : dans l'uréthrotomie par exemple. Les symptômes apparaissent alors d'une manière brusque, par un frisson plus ou moins violent ou prolongé et suivi de chaleur et de sueur, comme l'accès paludéen. — Puis, il peut être suivi des accidents de l'intoxication urineuse.

Pour démontrer que ces accidents sont dus au contact de l'urine avec une plaie fraîche et à son absorption par cette plaie, M. Reliquet s'appuie sur deux ordres de faits : 1° que toutes les fois que l'urine est en contact avec une plaie fraîche non organisée, dans l'urèthre ou la vessie, il doit y avoir intoxication urineuse ; 2° que toutes les fois que la plaie fraîche est mise à l'abri du contact de l'urine, pendant tout le temps de son organisation, il n'y a pas d'accidents. — Et il cite pour preuves, la pratique de M. Gosselin, qui, de février 1862 à juin 1863, fit dix opérations d'uréthrotomie, sans mettre après une sonde à demeure et qui eut à combattre le frisson uréthral huit fois ; tandis que, de juin 1863 à décembre 1864, il fit six opérations après lesquelles il plaça une sonde à demeure et n'eut que deux frissons. Il est vrai que M. Reliquet l'attribue : chez l'un. au passage de l'urine entre la sonde et le canal ; et chez l'autre, à ce que la sonde a été enlevée au bout de vingt-quatre heures. » ....

Telle est la théorie émise par M. Reliquet et les preuves premières qu'il en donne. Mais avant d'aller plus loin, remarquons que l'urine en contact avec une plaie fraîche est loin d'être suivie toujours de pareils accidents, et les deux opérés sur six qui ont été atteints de fièvre uréthrale, soit le tiers franc, font une exception trop grande pour confirmer cette règle, si bonne que soit l'explication qu'il en donne. Le point capital, ce nous semble, et la première chose à faire avant de la formuler, eût été de démontrer cette excoriation, qui sert de porte d'entrée à tout ce cortége de symptômes ; or, c'est justement ce qui nous manque. A défaut de cette démonstration, étudions la chose.

En admettant cette érosion superficielle, y a-t-il toujours absorption? Que de fois on fait des efforts de cathétérisme, qui vont jusqu'à produire des fausses routes, sans donner des accès de fièvre ! Sans même déchirer le canal, on développe souvent dans cette opération une violence inutile. Déchire-t-elle ou ne déchire-t-elle pas l'épithélium, je l'ignore ; mais elle dépasse la force nécessaire pour cela. Et par contre, qui n'a été témoin bien souvent d'accès de fièvre survenus après un cathétérisme fait avec les plus grands ménagements, avec douceur, sans difficulté et sans souffrance.

On le voit, cette absorption, par déchirure de l'épithélium, que M. Reliquet prend pour point de départ de tous les accidents particuliers à la fièvre uréthrale, qu'il ne démontre pas *de visu*, n'est rien moins que démontrée par le manuel opératoire non plus. Mais prenons la chose dans des degrés différents. Voilà un cathétérisme très-facile, pratiqué par une main exercée et qui se fait sans douleur ; il provoque un accès de fièvre. Un autre, fait par une main lourde et inexpérimentée, très-douloureux, n'en donne point. Où est la preuve que l'épithélium a été déchiré dans un cas et pas dans l'autre ? Dans l'accès de fièvre ? Mais c'est ce qu'il faut démontrer. — Toutes les fois que le cathétérisme est suivi de quelques gouttes de sang, l'épithélium est bien déchiré ; pourtant il n'est pas toujours suivi d'accès de fièvre ; cet accident est au contraire relativement rare.

Quand on fait une fausse route, habituellement elle est au devant d'un obstacle qu'elle n'intéresse pas, puisque justement c'est en voulant le franchir qu'on bute à côté. Eh bien ! il est un fait d'observation, c'est que généralement il n'y a point d'accès de fièvre. Cependant il y a déchirure et l'urine se trouve en contact avec une plaie fraîche !

Si l'intoxication était la conséquence des accidents dont nous parlons, se fait-on une idée de ce qui arriverait dans les cas d'infiltration urineuse? Ce n'est pas une gouttelette qui serait alors absorbée, comme lorsqu'il s'agit d'une excoriation imperceptible, mais un véritable foyer ; il donnerait à l'économie tous les éléments d'un empoisonnement terrible. Il n'est pas de malade atteint de cette complication qui ne serait instantanément foudroyé !

Je viens de dire que la fausse route, qui est habituellement au devant d'un obstacle, ne donne pas forcément des accès de fièvre. Je vais plus loin ; c'est peut-être justement parce qu'elle n'intéresse pas le rétrécissement, que la fièvre ne se produit pas. J'ai remarqué en effet, et je l'ai signalé déjà en 1858 (1), que les accidents de fièvre uréthrale ne sont pas le fait du cathétérisme *seul* ; qu'il faut pour qu'ils surviennent, certaines conditions pathologiques, et qu'ils ne se produisent que lorsqu'il existe une lésion organique.

Comment expliquer cela ? La douleur qu'occasionne une sonde est passagère. L'habitude du contact la diminue peu à peu et l'émousse complètement, s'il n'y a aucune lésion du canal. Mais s'il existe une lésion organique, et c'est un des cas les plus fréquents qui nécessite le cathétérisme, — la sensibilité ne s'émousse *jamais complètement*. J'ai sur ce point le témoignage des malades affectés de rétrécissements traités par la dilatation.

(1) Remarques sur le caractère, la cause, la nature et le traitement de la fièvre qui survient après les opérations pratiquées dans le canal de l'urèthre par Félix Bron. Lyon, 1858. Imprimerie Vingtrinier.

Le passage de la sonde provoque toujours de la douleur, au moins au niveau de la lésion, à la fin du traitement, comme au début.

Tient-elle au rétrécissement, cette douleur? C'est probable. Non pas que le tissu du rétrécissement soit sensible par lui-même, comme on l'entend ; mais il a une sensibilité qui lui est propre, la *sensibilité du tissu fibreux*, si bien décrite par Bichat. Elle se manifeste surtout dans la distension et est toute différente de celle qu'on produit par une lésion directe. On ne la provoque jamais, cette douleur, dans un canal sain, quelle que soit la dilatation qu'on y fasse. Cette lésion organique m'a paru jusqu'à présent jouer un grand rôle dans la production des accès fébriles : tellement grand ! que c'est à peine si on cite des cas de cathétérisme, sur des sujets n'ayant aucune lésion de ces organes, qui aient été suivis de fièvre uréthale. Prenons pour exemple les vieillards qui ont une rétention d'urine par le fait d'une hypertrophie de la prostate et qui se sondent à chaque instant du jour. Ils devraient bien ceux-là érailler souvent leur canal et donner lieu à des symptômes d'intoxication, car ils sont loin de prendre toujours des ménagements ; ils se sondent souvent loin de chez eux, dans le coin d'une rue ou d'une gare, pressés et sans facilités. Il en est même qui se sondent sans huiler la sonde ; ils y crachent dessus et c'est tout. De plus, ils ont presque tous un catarrhe de la vessie qui rend leurs urines ammoniacales. Eh bien ! ils n'ont point d'accès de fièvre, — et j'en connais qui, depuis plus de trente ans, mènent cette existence.

Au moment où j'écris ces lignes, je suis interrompu par un malade que j'ai opéré de la pierre, il y a deux ans. Depuis, il se forme dans la vessie des dépôts calcaires qui tapissent les parois et entretiennent un catarrhe des plus infects. Ce malade ne peut, eu égard à la prostate, qui est volumineuse, uriner sans la sonde, et le canal se prête difficilement aux manœuvres du cathétérisme;

il se sonde presque toutes les heures, à la moindre sensation de besoin, vrai ou faux, qu'il éprouve ! et Dieu sait la violence qu'il met dans cette opération. Eh bien, malgré ces deux causes, ce cathétérisme brutal de chaque instant et cette décomposition des urines, que M. Reliquet considère comme produisant isolément l'intoxication ou aiguë ou chronique, jamais il n'a eu le moindre accès fébrile.

Voilà une classe de malades, et elle est nombreuse ! dont l'immunité, au point de vue des accidents fébriles, est loin de confirmer les opinions de M. Reliquet. Ajoutons-y ceux qui ont une maladie atteignant gravement les centres nerveux, comme quelques fièvres du genre typhoïde, ou des accidents, comme la fracture de la colonne vertébrable, qui amènent une rétention d'urine ; ces malades, qui n'urinent qu'avec la sonde, sont sondés, dans les hôpitaux, chaque jour par une main différente, et dans le monde quelquefois par un parent ou un serviteur à qui on a dit comment il fallait s'y prendre. Cite-t-on des accès de fièvre uréthrale ? Non, et c'est fort heureux, car dans leur position un accès de fièvre uréthrale serait facilement pernicieux et mortel. Et cependant, ceux-là encore sont plus que les autres dans les conditions à avoir l'épithélium du canal déchiré, et partant plus exposés que les autres à l'intoxication urineuse.

Cette observation clinique étant faite et admise, est-ce à dire que l'urine n'est pour rien dans la production de la fièvre qui succède au cathétérisme ? Non. Mais la présence d'un tissu anormal dans les organes urinaires est une condition dont M. Reliquet ne tient aucun compte. Et disons-le par anticipation, car nous y reviendrons en parlant des indications de l'uréthrotomie, plus le tissu du rétrécissement est ancien et avancé dans son organisation, par conséquent plus le rétrécissement est dur et résistant, et plus les accidents fébriles sont à craindre après le cathétérisme. Il y a là une indication de l'uréthrotomie et une contre-indication de la dilatation.

S'il n'est pas possible de démontrer dans la pratique journalière l'altération de l'épithélium qui donne passage à l'urine dans la circulation générale, et si nous ne pouvons voir là la cause unique des accidents fébriles, nous ne pouvons nier cependant que dans quelques cas, elle pénètre dans l'économie et que c'est à elle que nous devons les désordres qui se manifestent quelquefois sur différents points du corps sous forme d'abcès métastatiques. Nous sommes d'accord sur ce point avec M. Reliquet; Mais voici comment je l'explique :

Les accidents consécutifs sont la conséquence de l'état nerveux dans lequel les malades se trouvent après le cathétérisme. Cet état nerveux arrête les sécrétions, la sécrétion urinaire comme les autres. Le point de départ est alors dans les reins. Les matériaux destinés à la formation de l'urine, n'étant pas élaborés, restent dans la masse du sang et par conséquent dans la circulation générale. C'est à leur présence qu'est due la fièvre.

Quoique ce ne soit là qu'une simple explication théorique, cela me paraît plus admissible que l'opinion de M. Reliquet, car les douleurs de reins, chez les malades qui ont une affection des voies urinaires, doivent être prises en considération au point de vue du pronostic, et très-peu parmi ceux qui s'en plaignent, échappent à la fièvre après le cathétérisme. Et puis, nous n'avons pas à faire intervenir une destruction de l'épithélium, qu'il est impossible de prouver.

M. Reliquet, préoccupé par son idée d'absorption, me paraît perdre de vue son malade. La calorification est ce qu'il y a de plus important à étudier chez lui. Le signe de la santé, c'est l'uniformité de la chaleur. Tout le monde sait, par expérience, combien on souffre du froid quand on est malade, aussi légère que soit l'indisposition? Or, tout ce qui agit sur les organes urinaires porte un trouble profond dans la calorification ; et quand on sait combien ceux sur qui on fait une opération, sont disposés à prendre un frisson, on est porté à croire qu'il existe une influence remarquable exercée par ces maladies mêmes sur la calorification. On observe cette sensibilité au froid chez toutes les personnes qui ont une maladie des voies urinaires ; elle est surtout frappante chez les femmes qui ont une affection utérine. On comprend dès lors combien sont exposés ces malades, quand on ajoute à cette prédisposition l'action hyposthénisante d'une opération.

Les opérations sur les voies urinaires, — il ne faut pas le perdre de vue, — plus que les autres encore, amènent une ***dépression des forces***, un *ralentissement de toutes les fonctions*. C'est là le premier effet de la douleur, qui donne au malade une sueur froide et un abattement très-grand ; et si cette opération se fait, le malade étant debout, on est frappé de voir avec quelle facilité il tombe en syncope. Or dans cet accident, qu'arrive-t-il? Il y a quelquefois une suspension subite et momentanée des battements du cœur. La peau devient froide.

Dans le frisson, qui a tant de tendance à se produire après une opération, on voit beaucoup de ressemblance avec cet état. Il y a également une diminution de l'activité vitale ; toutes les fonctions se ralentissent ; et cet effet semble être une conséquence forcée, quand on sait que toutes les maladies des organes génito-urinaires ont pour caractère commun et constant d'attrister et de démoraliser l'individu.

Rien n'est plus funeste à ces malades que le froid : il ajoute son action hyposthénisante à l'action hyposthénisante de l'opération. Il n'est pas de cause plus insidieuse et plus fréquente parmi toutes celles qu'on peut invoquer dans le nombre des fébrigènes.

Je donne des soins dans ce moment à deux malades qui ont fait longtemps le désespoir des médecins à qui ils se sont adressés, et le mien après eux. Toucher le canal avec une bougie suffisait pour provoquer un accès ! Chez l'un et chez l'autre, il y a eu des accès terribles avant d'avoir pu reconnaître leur mal ; et ils se sont renouvelés à toutes les tentatives.

Je puis certifier à M. Reliquet que les ménagements que j'ai pris me permettent de dire que l'épithélium n'a pas été lésé. Mais l'un et l'autre étaient d'une sensibilité exquise et un peu pusillanimes. Ils étaient refroidis par la peur avant de l'être par l'opération. Eh bien ! je ne suis parvenu à les sonder avec sécurité qu'en les tenant au lit, couchés pendant vingt-quatre heures, suffisamment couverts, buvant chaud et entourés de cruches remplies d'eau chaude. Ils sont en traitement encore ; et depuis plusieurs mois qu'ils prennent ces précautions, ils n'ont eu ni l'un ni l'autre le moindre accès !

Faut-il la contre épreuve ? En 1864 je donnais des soins depuis quelque temps à M. D... pour une rétention d'urine. Après un petit apprentissage, il était parvenu à se sonder très-bien. Il n'avait jamais eu le moindre accès de fièvre et rien ne les faisait redouter. La mort subite de M. Vaïsse, préfet du Rhône, avec qui il s'était trouvé quelques instants avant, le frappa tellement, qu'il gagna avec peine son domicile. Il tremblait sur ses jambes et avait froid. Il se soigna ; mais, obligé d'uriner, il eut recours à la sonde. Le cathétérisme amena ce jour-là une dépression terrible. Le frisson survint bientôt après, avec claquement des dents, et reparut à toute heure jusqu'au surlendemain, où il succomba, sans avoir pu se réchauffer.

Ne voilà-t-il pas deux causes hyposthénisantes, amenant concurremment cette dépression dont nous parlons ?

Je me résume sur cette question.

Les accès de fièvre qui surviennent après le cathétérisme peuvent être le résultat de deux causes : ou d'une inflammation phlegmoneuse du bassin ou du rein ; ou du passage de la sonde seulement.

Ce diagnostic est important, car dans le premier cas qui, à proprement parler, n'est pas la fièvre uréthrale, il n'y a pas une franche intermittence entre les accès, et la maladie se termine habituellement par la mort. Dans le second, au contraire, les accès sont franchement dessinés ; ils vont en diminuant d'intensité et disparaissent d'eux-mêmes le plus souvent.

Dans ce dernier cas, le cathétérisme ne provoque des accès de fièvre que s'il coexiste une *lésion organique* ou une affection calculeuse qui agit par le même mécanisme, et tout porte à croire que c'est à la *douleur particulière* qu'il occasionne, qu'il faut attribuer la modification qui survient dans l'organisme.

Ce n'est que dans quelques cas rares que cette fièvre est liée à des accidents secondaires, tels qu'abcès métastatiques, comme dans la fièvre purulente.

DE L'URÉTHROTOMIE

« Les opérations dirigées contre les rétrécissements de l'urèthre ont toutes pour but de rétablir le calibre du canal et de rendre l'émission de l'urine facile. Quand ce premier résultat est obtenu, elles font disparaître les troubles de la miction et les complications qui en sont la conséquence. Mais si toutes les méthodes mises en usage ont le même objectif, elles sont loin d'avoir toutes les mêmes indications, et, dans ce choix délicat, le praticien a à tenir compte des propriétés physiologiques des rétrécissements et de leur degré d'organisation. S'il s'arrête à l'uréthrotomie, il a en plus à tenir compte du rôle des muqueuses, qui, à l'état ordinaire, ne s'agglutinent jamais entre elles, mais dont la surface se recouvre vite, quand elles sont ulcérées, d'un épithélium protecteur. Leur organisation rapide se fait, en outre, sans exsudat plastique dans les tissus sous-jacents et sans travail de suppuration. »

Après avoir étayé son travail sur ces premières données, M. Reliquet dit sur quelles idées physiologiques est basée cette opération.

« L'incision de la paroi de l'urèthre au niveau du rétrécissement est, dit-il, immédiatement suivie de l'écartement des lèvres de la plaie en raison de la contractibilité, de l'élasticité propre du rétrécissement et de sa rétractibilité. La nouvelle surface fournie à la paroi de l'urèthre, au niveau du rétrécissement, doit être assez grande pour rétablir le calibre du canal ; pour cela, il faut qu'elle soit d'une profondeur qui varie avec le degré d'étroitesse du rétrécissement et en sens contraire de sa puissance d'élasticité. Ainsi, plus la coarctation est étroite, plus l'incision doit être profonde ; mais plus l'élasticité active du rétrécissement est grande, moins l'incision a besoin d'être profonde pour donner un écartement suffisant.

« L'incision doit porter sur toute l'étendue du rétrécissement, en raison même de la disposition de la coarctation, qui, en avant et en arrière du point le plus étroit, s'élargit peu à peu pour se confondre insensiblement avec l'urèthre sain. Pour que l'incision rétablisse dans toute l'étendue du rétrécissement le calibre du canal, il faut qu'elle présente dans sa profondeur la gradation de la coarctation. D'avant en arrière, elle doit commencer insensiblement au niveau de l'origine de l'altération, augmenter de profondeur jusqu'au point le plus étroit, puis diminuer pour se terminer insensiblement à la limite postérieure du rétrécissement. De là une plaie dont les angles ne sont pas profonds et ne peuvent retenir aucun liquide irritant à sa surface ; de là ensuite une cicatrice à forme losangique qui répond tout à fait à la surface nécessaire au rétablissement du calibre de l'urèthre. »

« La plaie faite, il faut : 1° éviter les accidents généraux auxquels expose cette plaie, c'est-à-dire l'*intoxication urineuse.* Pour cela, il suffit, nous dit M. Reliquet, d'empêcher le contact de l'urine avec cette plaie fraîche, et il met, dans ce but, une sonde à demeure jusqu'à la production d'une organisation suffisante de la plaie. 2° Obtenir la cicatrisation rapide sans suppuration de la plaie de l'urèthre. Pour y parvenir, il faut que cette plaie soit à l'abri de toute irritation, et qu'elle soit baignée par la sécrétion normale de la muqueuse. Il conseille pour cela le séjour d'une sonde petite et souple qui a pour effet, dit-il, de favoriser la cicatrisation immédiate.

« Telles sont les indications chirurgicales que le seul mot *uréthrotomie* doit toujours rappeler à l'opérateur. »

Toutes ces indications sont parfaites, et il serait à désirer qu'elles puissent être bien exécutées. Avant d'entrer dans l'examen des instruments et des manœuvres opératoires, qu'il me soit permis de supposer que l'opération a été faite par l'opérateur le plus habile et avec l'instrument le plus parfait que nous ayons. Le chirurgien peut-il dire qu'elles seront toujours remplies, toutes ces indications.

Avant tout, et puisque c'est la complication qui sert de base à toute cette pathologie, M. Reliquet prévient-il, avec la sonde à demeure ce qu'il appelle l'intoxication urineuse ? Nous avons dit déjà ce que nous pensions de cette maladie. Il dit, lui, que l'urine altère la surface formée de tissus dénudés et modifie défavorablement le travail de cicatrisation....

Je ne sais jusqu'à quel point l'urine est fautive de ces accidents ; ce serait une question à étudier comparativement. Mais

M. Reliquet, tout comme moi, a été certainement témoin de la rapidité avec laquelle des plaies de taille ou autres ont été cicatrisées dans bien des cas. Il me vient à la mémoire, en écrivant ces lignes, deux faits dans la clinique de M. Barrier, où le malade, le surlendemain de l'opération, était guéri ; moi-même, j'ai opéré, par l'uréthrotomie externe, un malade chez lequel la plaie a été cicatrisée le troisième jour. Mais, sans aller si loin dans l'exception, personne n'ignore que ces plaies se cicatrisent bien malgré le passage de l'urine.

Inspiré par les idées de Reybard, j'ai publié, en 1863, dans le *Journal des connaissances médico-chirurgicales*, un procédé d'uréthrotomie où le rétrécissement superficiel, n'atteignant que la muqueuse uréthrale, peut être guéri par l'incision superficielle, suivie immédiatement de la dilatation exagérée et sans dilatation consécutive. En opérant ainsi, on écarte les bords de la plaie, en déchirant la muqueuse, qui glisse sur le tissu spongieux. Ils restent éloignés l'un de l'autre dans toutes les conditions où se trouve le canal, à l'état de relâchement comme à l'état de distension. C'est le tissu spongieux sous-jacent à cette déchirure qui forme le fond de la plaie.

Cette opération est très-simple, expéditive et généralement inoffensive ; mais je ne la juge qu'au point de vue de la fièvre. Eh bien ! elle n'expose pas plus que les autres aux accès de fièvre, et il est même à remarquer que ces accès, si fréquents quand on traite par la dilatation certains rétrécissements, ne se reproduisent plus après l'opération, lors même qu'il y a une plaie qui rend le canal plus sensible. Il semble même que ces complications disparaissent du moment que l'urine ne rencontre plus d'obstacle en route. Quant au moyen d'obtenir une cicatrisation rapide sans suppuration, c'est une chose qui découle de l'opération elle-même, car il s'agit d'éviter tout ce qui peut retenir l'urine à la surface de la plaie, ainsi que l'hémorrhagie qui suit l'opération. La forme de la plaie y est pour beaucoup.

Passons à l'opération elle-même et voyons les instruments dont on se sert. Tout d'abord M. Reliquet en fait la description. Leur nombre ne nous permet pas d'entrer dans ces détails. Groupons-les pour en faciliter la critique.

Les uréthrotomes droits ne donnent qu'incertitude sur l'étendue et la profondeur de l'incision, car il est à peu près impossible, surtout quand le rétrécissement est à l'union des portions membraneuse et spongieuse et que le ligament suspenseur est distendu, de maintenir l'instrument dans l'axe de celui de l'urèthre, dans sa région malade.

Au moment de la section, le stylet conducteur est oblique, ce qui fait que la lame peut, ou être comprimée fortement contre la paroi de l'urèthre et faire une incision plus profonde que ne le comporte la saillie, ou être maintenue éloignée de la paroi de l'urèthre, ce qui l'empêche de couper à la profondeur voulue.

La profondeur de l'incision dépend, comme nous le fait très-bien remarquer M. Reliquet, de la pression de la lame, de la saillie qu'on lui donne et de la résistance des tissus.

L'opérateur se guide bien sur la résistance du rétrécissement pour donner à la lame le degré de saillie convenable; mais comment apprécier cette résistance? Selon la pression, il peut faire une incision profonde avec une saillie insignifiante, et si le tissu est résistant, même avec une forte pression, il pourra ne pas atteindre la profondeur qu'il désire. Il n'y a donc qu'incertitude dans ces incisions, incertitude que l'habileté de l'opérateur ne peut même compenser.

Sont-elles au moins limitées à la partie rétrécie? Rien ne l'indique; et quand on ferme la lame, on n'est pas sûr d'avoir atteint la limite du mal. Il y a donc incertitude encore dans la profondeur et dans la longueur de l'incision. De plus, en raison de son mécanisme, l'incision présente toujours des angles profonds qui exposent aux accidents de l'uréthrotomie , hémorrhagie et suppuration, en même temps qu'elles sont une mauvaise condition pour la formation d'une cicatrice souple. — D'une manière générale, et pour ces raisons, l'uréthrotome droit présente donc de graves inconvénients.

Après avoir décrit les uréthrotomes courbes, rigides avec lame à l'extrémité ou près de l'extrémité, cachés dans une saillie métallique, mousse, coupant d'avant en arrière et d'arrière en avant, ceux composés d'un cathéter cannelé dans toute sa longueur qui conduit une lame découverte ou couverte, M. Reliquet décrit avec détails l'instrument de Maisonneuve, qui paraît avoir ses préférences.

C'est un cathéter de un à trois millimètres de diamètre, long de trente centimètres, ayant la grande courbure des sondes de Gély (de Nantes); à l'extrémité externe, un anneau sert de manche, et à l'extrémité interne il y a un pas de vis où s'articule une petite bougie. Cette bougie, d'un très-petit diamètre, est souple : elle précède le cathéter dans la manœuvre de l'instrument et lui sert de conducteur jusque dans la vessie, où elle s'enroule sur elle-même. La lame qui glisse dans la rainure du cathéter représente un triangle isocèle aplati ; son sommet est mousse et ses côtés tranchants légèrement excavés.

C'est en poussant cette lame jusqu'à l'extrémité interne de la cannelure du cathéter, préalablement introduit dans le canal, qu'on coupe les parties rétrécies, et l'incision, nous dit M. Reliquet, donne toujours au point rétréci un calibre dont la circonférence est égale à deux fois le diamètre de la lame. La profondeur de l'incision varie seulement avec le degré plus ou moins étroit du rétrécissement.

Ce dernier fait, nous dit l'auteur, est capital, car c'est grâce à cette limite forcée de l'incision, due au sommet mousse, qu'on n'a plus d'accidents locaux.

Je reviendrai tout à l'heure à la bougie conductrice qui a été la partie la plus originale de cet instrument et qui en a fait le succès. Je vais parler auparavant de mon uréthrotome, à moi, que j'ai fait connaître en 1859, et dont M. Reliquet, en bon Parisien, ne dit mot. J'ai tout lieu de croire qu'il a du bon, car j'ai été obligé de réclamer ma propriété dans la *Gazette des Hôpitaux*, contre M. Trélat d'abord, puis contre M. Charrière, qui, sur ma commande, l'avait dessiné sur son album et s'en était cru de bonne foi l'inventeur deux ou trois ans après.

Il se compose d'une sonde cannelée courbe n'ayant pas deux millimètres de diamètre, où deux tiges, placées de champ, glissent à côté l'une de l'autre. Ces deux tiges sont, à peu de chose près, de même longueur, mais elles se dépassent mutuellement, l'une en avant, l'autre en arrière, de près de huit centimètres. A l'extrémité de l'une et de l'autre, il y a une lame longue de quatre centimètres, et ces deux lames s'articulent entre elles ; en sorte qu'elles remplissent l'espace compris entre l'extrémité des deux tiges, quand l'instrument est fermé.

En arrière, la tige externe est libre ; mais si on presse sur elle, on tend à la juxtaposer et à la mettre au même niveau que la tige interne.

Cette pression, grâce à la courbure de l'instrument, fait saillir les lames, qui se soulèvent à leur point de jonction. Elles forment alors un triangle, dont deux côtés, toujours égaux, sont formés par les deux lames, et le troisième, d'autant plus diminué qu'on a plus rapproché les extrémités des tiges, est formé par la partie de la sonde cannelée qui les enveloppait.

La tige externe est graduée par millimètres. Un curseur placé sur elle limite le degré de saillie qu'on veut donner aux lames et mesure l'ouverture de l'angle qu'elles doivent former.

La tige interne est graduée par centimètres sur toute la longueur. On mesure ainsi le chemin que doivent parcourir les lames ouvertes.

La sonde cannelée, qui leur sert de gaîne, est terminée par une petite olive : elle indique si on a franchi, ou non, l'obstacle, exactement comme une bougie à tête. Elle contrôle instantanément et au moment de l'opération les données qu'on a acquises sur le siége exact de l'obstacle.

On le voit, l'instrument est mince ; il est courbe et d'un usage facile. Les lames, qui sont longues et partant inclinées, font une incision franche, et la saillie qu'on leur donne en assure la profondeur ; l'arc-boutant en assure la solidité.

A un autre point de vue, cette disposition des lames est encore avantageuse. L'urèthre est formé, comme on sait, par deux membranes, l'une interne, l'autre externe. Cette dernière, fixe et rarement malade, est séparée de la première par un tissu aréolaire, lâche, de telle sorte qu'une pression ou une traction exercée sur le rétrécissement le déplace forcément en faisant glisser les deux membranes l'une sur l'autre. Or, il n'est aucun uréthrotome qui prévienne cet inconvénient. Tous présentent d'emblée à l'obstacle une surface large ou un tranchant plus ou moins perpendiculaire. La pression qu'on est obligé de faire, avant que l'incision soit possible, déplace fatalement le rétrécissement. Le canal alors est mâché et déchiré presque toujours, plutôt qu'incisé. Aussi la cicatrice qui en résulte étant forcément irrégulière, la récidive du rétrécissement est fatale et souvent avec aggravation. C'est pour obvier à cet inconvénient que Reybard avait adapté à son uréthrotome ce dilatateur qui en était la partie la plus originale.

L'incision que je fais avec mon instrument n'intéresse pas aussi rigoureusement les différentes couches de l'urèthre que ce dernier ; mais elle se rapproche du même résultat par la pression ménagée et graduelle. La lame, en s'insinuant dans le rétrécissement même, coupe tout d'abord les tissus les plus résistants : l'obstacle est entamé avant qu'il ait pu être déplacé. La pression, en effet, qui s'opère ensuite va du centre à la circonférence, beaucoup plus que d'avant en arrière ou d'arrière en avant. La plaie est bien, sous ce rapport, dans les conditions que désire M. Reliquet.

J'arrive à la petite bougie conductrice.

M. Maisonneuve, le premier, a eu l'idée d'adapter, au moyen d'une armature métallique à pas de vis, une petite bougie très-souple à l'extrémité de son instrument. Elle sert, grâce à sa souplesse, à le guider à travers les obstacles de la route, et après lui avoir frayé le chemin, poussée en avant par l'instrument lui-même, elle pénètre dans la vessie, où elle se replie.

Cette idée est des plus ingénieuses. Elle a séduit les chirurgiens, qui ont cru trouver un guide sûr, et après eux les inventeurs d'uréthrotomes, qui se sont empressés de l'adapter chacun au leur. Incontestablement, quand elle a paru, cette idée était un progrès, et cette bougie a rendu de grands services. Comme les autres, j'en ai adapté une à mon uréthrotome, que j'ai considéré dès lors comme aussi parfait que possible. Confiant dans l'habitude que j'ai du cathétérisme, j'ai cru un moment que, grâce à elle, je ne rencontrerais plus d'obstacle. J'ai gardé cette illusion jusqu'au jour où elle s'est repliée sur elle-même, après avoir franchi un premier rétrécissement chez un malade de la rue de la Reine. Mon instrument, par une de ces bizarreries particulières à l'urèthre, a pénétré quand même dans la vessie, après avoir doublé la bougie sur son passage ; et quand j'ai cru inciser le rétrécissement, j'ai coupé ma bougie. Heureusement que ce fragment, accroché par l'uréthrotome, est venu avec lui. S'il m'a fait plaisir à voir, il m'a désillusionné sur sa valeur conductrice.

Cet accident a dû arriver à d'autres chirurgiens, car M. Reliquet s'est cru obligé de réfuter surtout cette crainte, et M. Philips, dont il invoque le témoignage, le rejette sur l'opérateur. J'aurais voulu voir M. Reliquet et M. Philips, l'un contrôlant l'autre, auprès du malade dont je viens de parler; ils eussent certainement été moins absolus dans leurs appréciations. Quant à moi, j'ai depuis abandonné sans regret un conducteur aussi infidèle.

La petite olive terminale de mon uréthrotome est actuellement fixe et percée d'un trou; elle continue la cannelure de l'instrument. Comme le meilleur moyen de franchir un rétrécissement difficile est de se servir d'un fil de baleine qui présente une certaine résistance sous un petit volume, je m'en sers de préférence à présent à toute autre bougie. Je sonde donc le malade d'abord avec une bougie en baleine bien calibrée; quand elle a traversé l'obstacle et qu'elle est arrivée jusqu'à la vessie, je fais glisser le cathéter cannelé de l'uréthrotome sur elle, en passant dans l'ouverture de l'olive terminale. Puis, quand ce cathéter, à son tour, a parcouru tout le canal, je retire la baleine et je glisse à sa place les deux tiges à lame.

C'est, en somme, le même mécanisme que ma *sonde gouttière*, dont j'aurais vu avec plaisir encore la description dans l'ouvrage de M. Reliquet. Les services qu'elle rend dans les cas de rétrécissements difficiles à franchir l'eussent fait apprécier très-certainement des praticiens à qui il s'adresse.

Mais revenons à l'opération. M. Reliquet ne vise qu'à une chose, d'obtenir une cicatrice souple; et voici comment il apprécie les résultats définitifs de l'incision :

« Il est évident que l'uréthrotomie ne détruit pas le tissu même du rétrécissement; mais l'opération, en donnant une nouvelle surface à la paroi du point rétréci, agit en diminuant et même en supprimant la suppuration qui existe derrière l'obstacle. En permettant à l'urine de s'écouler librement, elle détruit une cause de production de tissu fibreux dans la couche sous-jacente à la muqueuse. Mais la masse fibreuse existante persiste et continue son évolution atrophique, dont la conséquence est encore de diminuer le calibre de l'urèthre. Seulement nous avons à lui opposer, dit-il, une surface souple qui maintient l'urèthre à un calibre suffisant. Comment agit alors le rétrécissement? Trois choses peuvent subvenir : ou son évolution atrophique est peu marquée et le calibre de l'urèthre persiste sans diminution notable ; ou bien la rétractibilité de la masse fibreuse qui ne s'accroît pas, se continuant au contraire, arrive à diminuer le calibre de l'urèthre, alors on n'a plus affaire qu'au rétrécissement, qui peut être traité par la dilatation temporaire progressive ; ou bien enfin, le tissu du rétrécissement continue non-seulement à se rétracter, mais encore à se développer, et alors il envahit la cicatrice obtenue. C'est ce qu'on observe chez les malades qui ont des habitudes alcooliques et chez ceux qui ont une constitution scrofuleuse où la production des cicacrices épaisses et indurées est inévitable. »

En d'autres termes, d'après M. Reliquet, on détruit la partie du rétrécissement qui empiète sur le canal ; mais la masse fibreuse persiste, laquelle masse fibreuse, qui continue son évolution atrophique, tend à diminuer, à son tour, le canal. Dans ce cas, comme on a obtenu une « *cicatrice souple*, » on obvie à cet inconvénient par la dilatation consécutive.

Les scrofuleux et les ivrognes n'ont droit à aucun bénéfice, car, chez eux, non-seulement le rétrécissement continue à se rétracter, mais encore il envahit la cicatrice obtenue.

Est-ce donc là le dernier mot de cette opération, sur laquelle déjà on a tant écrit et à laquelle on revient sans cesse, sans démontrer cliniquement sa supériorité? Et, franchement, faut-il affronter les accidents qu'elle entraîne pour arriver à obtenir, quoi? Une *cicatrice souple !* qui vous permet ensuite de faire ce que vous avez fait dans le début : la dilatation !

La dilatation ! mais il ne faut pas se faire illusion, elle ne donne pas, même dans les cas où elle paraît indiquée, un résultat toujours certain, si momentané qu'il soit ! Bien des praticiens ont reconnu que, dans quelques cas, au contraire, elle activait la transformation des tissus et rendait, au bout d'un certain temps, un rétrécissement dur et rebelle. Si, arrivé là, on pratique l'uréthrotomie, dont la plus heureuse chance est de donner une *cicatrice souple* ; qu'on fasse ensuite, pour maintenir son résultat, la dilatation consécutive, qui peut prévoir la fin de ce traitement?

Dans ma pensée, et fort de l'impuissance même de tous les propagateurs de cette méthode, dont les observations sont toujours récentes, et partant ne prouvent rien,— comme si la cure du rétrécissement était chose jugée ! — je ne la crois avantageuse que dans des cas très-simples et bien déterminés *de rétrécissements superficiels, n'atteignant que la muqueuse uréthrale, sans induration ni complication.*

M. Reliquet, lui, paraît satisfait des résultats qu'elle donne. On dirait, à le lire, qu'il tient la perfection, et il cherche à ramener toutes les autres méthodes à elle. Sans parler de l'uréthrotomie profonde de Reybard, il passe ensuite directement à l'uréthrotomie externe, et, par le peu qu'il en dit, on voit de suite qu'il n'en est pas partisan.

Uréthrotomie externe. C'est une boutonnière de l'urèthre, dont le but est la section de dehors en dedans du rétrécissement, et consécutivement le rétablissement du calibre de l'urèthre et de la miction.

Pour la faire, ou le rétrécissement est occupé par un cathéter ou une bougie, et alors l'opération consiste à inciser sur la ligne médiane jusqu'à ce que l'on découvre le conducteur ; ou le rétrécissement est infranchissable, alors l'opération est vouée à toutes les incertitudes des recherches.

En étudiant les indications de cette opération, M. Reliquet établit « que toutes les fois que le rétrécissement est franchissable, quelles que soient les complications causées par le rétrécissement, fussent une infiltration d'urine au début, des fistules urinaires établies, ou un calcul arrêté en arrière du rétrécissement, on doit toujours commencer par rétablir le calibre du canal au moyen de l'uréthrotomie interne.... Qu'on ne doit avoir recours à l'uréthrotomie externe que lorsque l'uréthrotomie interne ne donne aucun résultat ; qu'elle n'est indiquée que quand le rétrécissement est infranchissable, perméable ou non à l'urine, qu'il y a des accidents aigus et des fistules urinaires.... » En termes plus précis, disons le mot, quand on ne peut pas faire autre chose.

Sur ce point, je diffère complètement d'avis avec M. Reliquet. Entendons-nous, avant d'aller plus loin, sur ce qu'on appelle *rétrécissement infranchissable*. En existe-t-il, d'abord ?

Quand l'urèthre laisse passer de l'urine, c'est qu'il y a une ouverture. Qu'elle soit difficile à trouver et à traverser, c'est possible ; qu'il faille de la patience pour y parvenir, c'est certain ; mais elle existe. Si une bougie ne réussit pas, une autre réussit ; on tâtonne, je le veux bien ; mais de ce que le problème ne se résout pas séance tenante, est-il insoluble ? C'est souvent une question de forme, de rigidité ou de souplesse de la sonde, de position du malade, de contraction de l'urèthre, toutes conditions qu'on ne peut apprécier d'emblée et qui ont une importance immense dans le cathétérisme.

Dans le cours que j'ai professé depuis 1856, à l'Ecole de médecine, j'ai toujours nié l'existence des rétrécissements infranchissables : c'est que je n'en ai jamais rencontré. Ce sont probablement des faits analogues à celui que je vais raconter qui ont fait croire à l'impossibilité absolue de les franchir.

En 1869, je fus appelé auprès d'un malade, quai Castellane, qui urinait très-mal et habituellement goutte à goutte. Le besoin se faisait sentir aussi à chaque instant. Ce malade avait subi anciennement plusieurs cautérisations, et il avait eu un abcès urineux qui avait nécessité de larges et profondes incisions du périnée douze ans avant.

Pendant tout l'été 1869, je fis de vaines tentatives, deux fois par semaine, pour le sonder. J'ai bien senti plusieurs fois la bougie s'engager; mais, soit par le fait d'une déviation, soit toute autre cause, elle ne put jamais dépasser l'obstacle. Pendant l'hiver, nous suspendîmes nos séances, et nous les reprîmes avec le même insuccès au commencement de la belle saison de 1870.

Pendant toutes ces périodes, nous n'avons rien obtenu, si ce n'est des accès de fièvre, chaque fois que la sonde s'est engagée. Nous suspendîmes de nouveau le traitement au moment de la déclaration de la guerre.... Si, à ce moment, j'eusse été mis en demeure de me prononcer, j'aurais reconnu l'existence de ces rétrécissements infranchissables; en moi-même, je revenais sur mon opinion trop absolue. Mais cette année, après quelques séances de cathétérisme où j'ai tâtonné, je suis parvenu, en commençant par un fil de baleine, à passer, dans l'espace de deux mois, des bougies de six millimètres deux tiers de diamètre : le numéro 20 de la filière.

Que conclure de ce résultat? sinon qu'il n'y a pas de rétrécissements infranchissables, mais seulement des *rétrécissements infranchis*, et que l'impossibilité où l'on est de les traverser est imputable à des influences momentanées et non définitives.

Ainsi donc, si je m'en rapportais à M. Reliquet, je ne devrais plus, avec une telle croyance, pratiquer d'uréthrotomie externe, sauf pour les cas d'urgence, et quand je ne pourrais rien faire autre, puisque c'est la seule condition qu'il admette. Une infiltration d'urine ne le décide pas plus qu'une fistule établie et qu'un gravier arrêté derrière le rétrécissement !... Mais quelle idée se fait-il donc de cette opération pour la rejeter si loin?

Quel bénéfice a à retirer un malade qui a une infiltration d'urine, fût-elle à son début, d'une série d'opérations telles qu'incision de l'infiltration, cautérisation de la plaie, puis dilatation du canal, et enfin, incision du rétrécissement qui l'a occasionnée ? S'il s'agit d'une fistule établie, pourquoi dilater, puis inciser le rétrécissement, et ensuite, comme une chose à part, traiter la fistule ? Comprend-on tous les dangers que courrait un malade à qui on dilaterait d'abord un rétrécissement, pour l'inciser ensuite, afin de donner passage à un calcul arrêté ? — Mais tout çà ne se passe pas sans que le malade ne soit dans un état de souffrance et de fièvre continue, qui justement empêche les manœuvres opératoires ! Et l'un aggravant l'autre, ils compliquent la situation. — Et, en fin de compte, pour arriver à quel résultat ? A obtenir une *cicatrice souple* dans les cas les plus favorisés. Oh ! franchement, les dangers du traitement dépassent la gravité du mal qui, à mon point de vue, est au contraire simplifié par une incision large, franche et unique, dans laquelle est confondu le rétrécissement et les complications qu'il a occasionnées.

J'ai fait jusqu'à présent 33 opérations d'uréthrotomie externe. Mes notes, sur 9 malades, ont été brûlées par accident. Il me reste 24 observations, dont voici le résumé statistique :

Je m'empresse de dire qu'il n'y a pas eu de choix de fait et que ce tableau représente bien le résultat obtenu en masse.

Sur 24 opérés (1) :

24 { 17 l'ont été avec conducteur.
{ 7 — sans conducteur.

(1) Je dois noter ici, pour éviter toute équivoque, un malade âgé de 64 ans, qui, à la suite d'un cathétérisme brutal, avait déchiré son canal. Il en était résulté une infiltration urineuse, dont les désordres, d'abord limités aux bourses et au pubis, ont bien vite produit leurs ravages dans le petit bassin.

Je lui ai fait, en présence du docteur Ollier qui m'assistait, une grande

24 { 8 ont gardé quelques jours au moins la sonde à demeure.
13 ne l'ont gardée que quelques instants (de 1 à 35 minutes chaque jour.
1 n'a jamais été sondé après l'opération.
2 n'ont pas été notés.

24 { 9 ont eu quelques accidents consécutifs à l'opération.
13 ont eu les suites les plus simples.
2 rien n'a été noté.

Sur les 9 qui ont eu des accidents consécutifs, 7 ont gardé une sonde à demeure plus ou moins longtemps après l'opération. 2 seulement de ceux qui n'ont pas gardé la sonde en permanence ont eu, l'un une cystite très-passagère, l'autre un abcès tuberculeux du testicule, qui à la rigueur ne devrait pas figurer ici.

Au point de vue de la durée du traitement, sauf un malade qui avait la syphilis et chez lequel aucune cicatrisation ne s'est faite tant qu'il a été sous l'influence de cette diathèse, c'est-à-dire pendant près de huit mois; un second, où il a fallu quatre mois, sans pouvoir attribuer cette lenteur à une cause appréciable, et un troisième où une série d'opérations motivée par le traumatisme qui avait amené le rétrécissement, a exigé 97 jours de traitement, le nombre de jours a varié de 3 à 79. En prenant une moyenne, après avoir défalqué cinq malades encore où l'époque fixe du rétablissement définitif du cours de l'urine n'a pas été noté, la durée du traitement a été de 35 jours et une fraction.

Enfin, au point de vue du résultat définitif, j'ai pu constater la guérison définitive chez 18 malades :

incision sur la ligne médiane des bourses, qui a intéressé le canal par sa profondeur, a donné issue à l'épanchement urineux accessible.

Comme le rétrécissement admettait une sonde relativement volumineuse, et que c'est l'infiltration d'urine que nous avons eu exclusivement en vue, ce malade ne peut et ne doit figurer dans le tableau de ceux qui ont été traités pour un rétrécissement et par l'uréthrotomie.

18 {
3 après 1 an.
1 — 2 ans.
5 — 4 —
2 — 5 —
3 — 8 —
1 — 10 —
1 — 11 —
2 enfin que j'ai revus sans écrire la date.

Sur ce nombre :

18 {
10 maintiennent leur guérison en se passant la sonde de temps en temps, à des intervalles généralement éloignés.
7 sont guéris sans avoir même recours à cette précaution.
1 que je sais guéri, mais dont j'ignore les conditions sous ce rapport.

Aucune de mes opérations n'a été suivie de mort ni de complications inquiétantes.

Dans un prochain travail sur l'uréthrotomie externe, je publierai toutes ces observations avec détails, et je démontrerai alors que la *cure radicale* du rétrécissement est non-seulement possible, mais qu'elle peut, dans une certaine mesure, devenir la règle.

TABLEAU DES OPÉRATIONS D'URÉTHROTOMIE EXTERNE.

NOMS ET AGES.	DIAGNOSTIC.	OPÉRATIONS D'URÉTHROT EXTERNE.			SOINS CONSÉCUTIFS		ACCIDENTS CONSÉCUTIFS.	RÉTABLIS. DU COURS DE L'URINE.		RÉSULTAT DÉFINITIF. GUÉRIS.	RENSEIGNEMENTS ET CONSTATATIONS.
		DATE.	AVEC CONDUCT.	SANS CONDUCT.	SONDE A DEMEURE	CATHÉT. MOMENTANÉ.		DÉBUT.	COMPL.		
L., 69 ans.	Rétrécissement, rétention d'urine.	10 mars 1856.	»	s. c.	36 j.	»	accès de f. grav., délire	»	58 j.	»	»
D., 40 ans.	Rétréc., rétention d'ur., abcès ur.	1er octob. 56	»	s. c.	8 j.	»	accès f. délire, cystite.	»	»	avec sonde.	11 ans.
M., 69 ans.	Rétrécissement, rétention d'urine.	10 mars 57	avec c.	»	37 j.	»	accès f. pern., délire.	»	58 j.	»	»
J., 68 ans.	Déchirure uréthrale, infiltration.	3 juin 58.	»	s. c.	8 j.	»	inf. put., abc., acc. f.	»	97 j.	avec sonde.	8 ans.
D., 61 ans.	Rétrécissement, abcès urineux.	17 février 58.	»	s. c.	5 j.	»	»	16 j.	33 j.	avec sonde.	8 ans.
D., 55 ans.	Rétrécis., abcès urineux, fistul.	16 oct. 59.	avec c.	»	75 j.	»	épidid. sup., accès f	»	4 mois	avec sonde.	guéris. maintenue.
A., 47 ans.	Rétrécissement, rétention d'ur.	22 oct. 60.	avec c.	»	»	qq. min.	»	14 j.	20 j.	guéri	»
M., 21 ans.	Rétrécissement, fistules.	10 juin 61.	avec c.	»	»	mom.	abcès tubercul. test	»	3 j.	avec sonde	Un an.
M., 38 ans.	Rétrécissement, rétention d'urine.	3 août 61.	avec c.	»	26 j.	»	valvule ur., rét. d'ur.	»	26 j.	avec sonde.	Un an.
T., sexagén.	rétréc., rét. d'ur., abcès ur., fistul.	1er mai 61.	avec c.	»	»	mom.	»	»	»	sans sonde.	8 ans.
R., 42 ans.	Rétrécissement, rétention d'urine.	22 juillet 62.	avec c.	»	8 j	»	cystite, délire, accès f.	7 j.	14 j.	avec sonde.	5 ans.
D., sexagén.	Rétrécissement, abcès urineux.	15 juin 62.	»	s. c.	»	0.	0	»	»	»	»
F., 45 ans.	Rétrécis., rét. d'ur., fausse route.	18 avril 62.	avec c.	»	»	mom.	»	15 j.	34 j.	sans sonde.	10 ans.
O., quinquag.	Rétrécis., abcès urin.	7 juillet 62.	»	s. c.	»	0	0	»	»	avec sonde.	4 ans.
B., 46 ans.	Rétrécis., abcès urin.	6 mars 64.	avec c.	»	»	mom.	»	10 j.	20 j.	sans sonde.	2 ans.
B., sexagén.	Rétr. traum., rét. d'ur., abcès ur.	21 déc. 66	»	s. c.	»	mom.	»	9 j.	49 j.	»	guéris. maintenue.
G., 30 ans.	Rétrécis fist., abcès urin	24 octob. 67.	avec c.	»	»	mom.	»	13 j.	8 mois	sans sonde.	5 ans.
B., 40 ans.	Rétrécissement, rétention d'ur.	15 juillet 68	avec c.	»	»	mom.	»	23 j.	79 j.	avec sonde.	4 ans.
G., 21 ans.	Rétrécissement, rétention d'ur.	10 mars 68.	avec c.	»	»	mom.	cystite passagère.	»	35 j.	sans sonde.	4 ans.
M., 50 ans.	Rétrécis., infiltration d'urine.	26 février 69.	avec c.	»	»	mom.	»	14 j.	24 j.	sans sonde.	4 ans.
G., 41 ans.	Rétrécissement, abcès urineux.	23 février 69.	avec c.	»	»	mom.	»	19 j.	24 j.	sans sonde.	4 ans.
D., quinquag.	Rétrécissement, fisules.	Septemb. 71.	avec c.	»	»	mom.	»	»	»	avec sonde.	1 an.
M., 32 ans.	Rétrécis. difficilement franchissab.	20 juillet 71.	avec c.	»	»	indocil	»	3 sem.	»	»	»
S., 45 ans.	Rétrécissement, abcès urineux.	18 avril 72.	avec c.	»	»	mom.	»	»	60 j.	»	Trop récent encore.

www.ingramcontent.com/pod-product-compliance
Ingram Content Group UK Ltd.
Pitfield, Milton Keynes, MK11 3LW, UK
UKHW032029260826
14628UKWH00006B/2835

9 782019 638733